Vidya Lohe
Ravindra Kadu

Utilidade dos computadores na odontologia forense

Vidya Lohe
Ravindra Kadu

Utilidade dos computadores na odontologia forense

Informática em odontologia forense

ScienciaScripts

Imprint

Any brand names and product names mentioned in this book are subject to trademark, brand or patent protection and are trademarks or registered trademarks of their respective holders. The use of brand names, product names, common names, trade names, product descriptions etc. even without a particular marking in this work is in no way to be construed to mean that such names may be regarded as unrestricted in respect of trademark and brand protection legislation and could thus be used by anyone.

Cover image: www.ingimage.com

This book is a translation from the original published under ISBN 978-620-8-41613-3.

Publisher:
Sciencia Scripts
is a trademark of
Dodo Books Indian Ocean Ltd. and OmniScriptum S.R.L publishing group

120 High Road, East Finchley, London, N2 9ED, United Kingdom
Str. Armeneasca 28/1, office 1, Chisinau MD-2012, Republic of Moldova, Europe
Managing Directors: Ieva Konstantinova, Victoria Ursu
info@omniscriptum.com

Printed at: see last page
ISBN: 978-620-8-52228-5

UTILIDADE DOS COMPUTADORES NA ODONTOLOGIA FORENSE

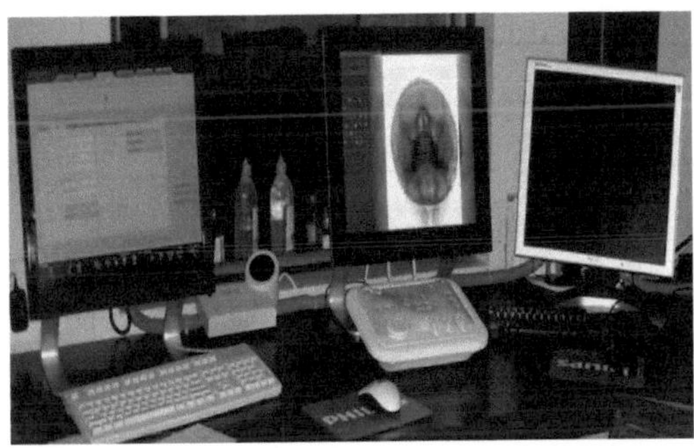

ÍNDICE

INTRODUÇÃO

Os computadores desempenham um papel cada vez mais importante na odontologia forense, que é o estudo de provas dentárias em contextos legais, particularmente na identificação de restos mortais humanos, na avaliação de provas de marcas de dentadas e na ajuda em investigações criminais. Seguem-se algumas das principais formas de utilização dos computadores na odontologia forense.

Um computador é uma unidade versátil e portátil que pode armazenar grandes quantidades de dados que podem ser recuperados no momento oportuno ou sempre que necessário. Para além de serem rápidos, os computadores são precisos e altamente consistentes. A aplicação de computadores na odontologia forense é uma ideia do início dos anos setenta.

As caraterísticas dentárias são adequadas para comparação informática com base em registos de restos mortais ante-mortem e post-mortem. Foram utilizados vários programas para verificar registos dentários. Os programas variam desde as correspondências comuns do tipo "Decayed-Missing-Filled (DMF)" até bases de dados abrangentes, incluindo a posição do dente e anomalias dentárias. O primeiro dos primeiros programas foi criado por Kogon SL et al para utilização em mortes em massa. O programa utilizava "cartões perfurados" para registar exclusivamente os dentes preenchidos ou em falta e foi apresentado para reduzir o tempo de identificação em trinta por cento. O sistema National Crime Information Computer (NCIC) complementou os campos de dados relacionados com a medicina dentária no início da década de 1980, baseado no modelo de Siegel e Sperber. Para a entrada, o sistema atual utiliza um formulário longo com duzentos e cinquenta e seis campos de códigos dentários. O sistema de "identificação post-mortem assistida por computador (CAPMI)", criado em 1985 por Lorton L e Langley WH, simplifica a codificação em trinta e dois campos de dentes. Este programa reduz adicionalmente o algoritmo de comparação, vendo correspondências, incompatibilidades ou correspondências prováveis, não associando valores calculados a tipos exactos de restauração. Outros conceitos discutidos em 1980, como a comunicação eletrónica de informação e a digitalização e partilha de imagens, estão hoje em dia em voga.

APLICAÇÕES E PAPEL DOS COMPUTADORES NA ODONTOLOGIA FORENSE

i. Preparação, manutenção e armazenamento eletrónico do registo dentário

ii. Repositório de pessoas desaparecidas e desconhecidas

iii. Investigação de marcas de dentadas: análise de marcas de dentadas, análise de provas.

iv. Identificação assistida por computador em situações de morte em massa.

v. Identificação post-mortem assistida por computador

vi. Análise computorizada de dados como comparação, correspondência, incompatibilidade, etc.

i. Preparação, manutenção e armazenamento eletrónico de registos dentários:

Não é raro que registos como dados epidemiológicos, incluindo nome, idade, data de nascimento, sexo e endereço, sejam mantidos eletronicamente. Os computadores são usados para processar enormes dados dentários, utilizados em eventos de morte em massa ou na formação de um armazém central de registos para investigações de pessoas desaparecidas. Os registos dos dentes presentes e ausentes e as superfícies dos dentes restaurados são codificados de forma adequada para um "programa de computador". A partir dos dados obtidos, são preparados algoritmos de comparação para escolher os registos correspondentes. A lista de instruções utilizadas pelo computador é conhecida como programa e é armazenada juntamente com os dados na CPU (Unidade Central de Processamento). A coleção oficial de instruções e meios utilizados pelo programa para produzir as melhores correspondências (dentárias) é um algoritmo. Muitos programas de software comercializados e preparados pessoalmente têm sido comercializados para apoiar o dentista na recolha e manutenção da informação do paciente. A vantagem clara do registo gerado por computador é que estes registos podem ser simplesmente transferidos para consulta profissional no dia a dia ou para casos forenses que necessitem de arquivos dentários para reconhecimento.

ii. Repositório (central) de pessoas desaparecidas e desconhecidas:

Os computadores permitem armazenar um grande número de dados, agilizam as comparações e permitem a transferência de dados entre organismos. Uma das primeiras utilizações da identificação com programas de assistência informática foi um repositório de pessoas desaparecidas e desconhecidas. Este conceito foi estabelecido por Siegel R e Sperber N em dezanove e setenta e sete e foi modificado pelo "Federal Bureau of Investigation (FBI)" para ser utilizado através de uma parte dentária do "National Crime Information Computer System (NCIC)". Os milhares de pessoas que não são reconhecidas por abordagens de impressões digitais não são revelados, uma vez que não se desenvolve uma suspeita de reconhecimento. O "registo FBI-NCIC" de indivíduos desaparecidos e anónimos em computadores foi desenvolvido para resolver este problema. O computador guarda registos demográficos, médicos e dentários de pessoas desaparecidas e tenta fazer corresponder os dados a provas semelhantes obtidas de corpos desconhecidos. A informação relativa a este assunto é apresentada por numerosos exploradores com actividades autorizadas. Possivelmente, os autores desconhecidos de violência casual, homicídios sequenciais, ataques terroristas e raptos de crianças são identificados sem que seja necessário decidir sobre uma identificação presumida. Um inconveniente do método de reconhecimento NCIC é o facto de não poder reconhecer prováveis falecidos com base exclusivamente em dados dentários. Para resolver este problema, foi criado o "National Dental Image Repository" (NDIR). As "agências de aplicação da lei" podem publicar voluntariamente imagens dentárias adicionais sobre informações NCIC relativas a indivíduos perdidos, anónimos e procurados no sítio Web protegido pelo DDIR. Por conseguinte, o acesso, a recuperação e a análise das informações por odontologistas forenses com formação, membros do NDIR e do painel de avaliação podem acelerar as comparações dentárias em . O repositório permite às autoridades responsáveis pela aplicação da lei, pela justiça penal e pela segurança pública preservar um sistema nacional e internacional de comunicação (eletrónica), educação e distribuição de informações.

iii. Investigação de marcas de dentadas assistida por computador: análise de marcas de dentadas, análise de provas:

Para avaliar objetivamente as provas de marcas de dentadas, podem ser digitalizadas fotografias dos dentes e das marcas de dentadas. Este registo pode ser mais tarde intensificado e posteriormente coberto para correspondência. As "sobreposições de marcas de mordedura" produzidas por computador são as mais precisas e reformuláveis para investigação. A produção de meios e equipamentos fotográficos reflectores de comprimento de onda UV e infravermelhos fornece indicações científicas para a obtenção de justiça em casos de homicídio, violação e padrão de abuso humano. As provas recolhidas por estes meios podem ser escrutinadas e avaliadas por software, procedimentos clínicos e laboratoriais, aumentando a capacidade de compreensão dos resultados por parte do odontologista forense.

iv. Identificação assistida por computador em situações de morte em massa:

As mortes em massa apresentam numerosas falhas que podem ser resolvidas com a utilização de um computador. Existe uma enorme quantidade de dados post-mortem com um grande número de resíduos fragmentados mutilados e dados antemortem com um grande número e diversidade de dados ante mortem. O facto de a quantidade de informação a tratar ser cada vez maior aumenta o valor da utilização do computador. Segundo um princípio comum, a utilização do computador é permitida quando a quantidade de informação é tal que o preço e o período de criação da base de dados são defensáveis. O número de mortes necessárias para racionalizar o uso do computador pode ser cinco num evento com grande desintegração ou vinte e cinco numa situação em que os restos mortais permanecem como estão. A utilização de software, como o "programa Win ID3", em circunstâncias de calamidade colectiva atinge este princípio idêntico, registando toda a informação relacionada com os dentes antes e depois da morte no programa de documentação correspondente. Para além de tornar simples a avaliação dos dados, a formação de material lógico antemortem e postmortem é fácil de apresentar em tribunal. A capacidade de organização assistida por computador tem sido uma vantagem que acelera o contraste das informações de registo ante e postmortem nos actuais procedimentos de "incidentes com vítimas mortais em massa (MFI)", como bem como o "ataque terrorista ao World Trade Center, o desastre do tsunami no Oceano Índico e o esforço de recuperação do furacão Katrina". A evolução dos conhecimentos em matéria de fotografia, imagiologia e informática proporcionou aos odontologistas forenses os recursos suplementares necessários para permitir a recolha, certificação, armazenamento e avaliação de elementos de prova forenses em IMF e em outras circunstâncias que exijam competências dentárias forenses, como a análise de marcas de mordeduras, a certificação de homens e a utilização indevida por seres humanos. Estes desenvolvimentos incluem: "Fotografia digital, radiografia digital direta, tomografia computorizada de feixe cónico, dispositivo portátil de geração de raios X, metodologia de fluorescência de raios X e tecnologia de software informático".

Análise de imagens dentárias

Fotografia digital: Software como o "Adobe Photoshop e o sistema de arquivo e comunicação de imagens (PACS) da Mideo Systems" ajuda a as imagens digitalizadas e as fotografias para comparação. Com informações sobre as associações anatómicas nos ossos da cabeça, o rosto, as fotografias ou imagens do rosto antemortem podem ser sobrepostas com o objetivo de comparar os ossos da cabeça de uma pessoa não identificada. A sobreposição de vídeo com 2 câmaras de televisão e um instrumento de mistura digital foi utilizada de forma positiva para sobrepor uma fotografia de um rosto humanoide a uma radiografia de um crânio para identificação. A produção de programas informáticos que permitem a sobreposição facilitou ainda mais o processo.

Radiografia digital:

As radiografias tradicionais foram substituídas pela radiografia digital, que permite obter imagens mais nítidas e detalhadas que podem ser melhoradas, analisadas e arquivadas digitalmente. Os odontologistas forenses podem utilizar software especializado para analisar radiografias dentárias, tomografias computorizadas e modelos 3D de dentes e maxilares para identificar vítimas ou avaliar marcas de dentadas.

As imagens armazenadas e produzidas digitalmente podem ser feitas através da digitalização de uma película normalmente tratada num computador, através de uma "placa de substrato de fósforo" que funciona para uma película a expor para digitalizar dados de imagem no computador por um dispositivo, empregando um sensor, um "dispositivo de carga acoplada (CCD) ou semicondutor de óxido de metal complementar (CMOS)".

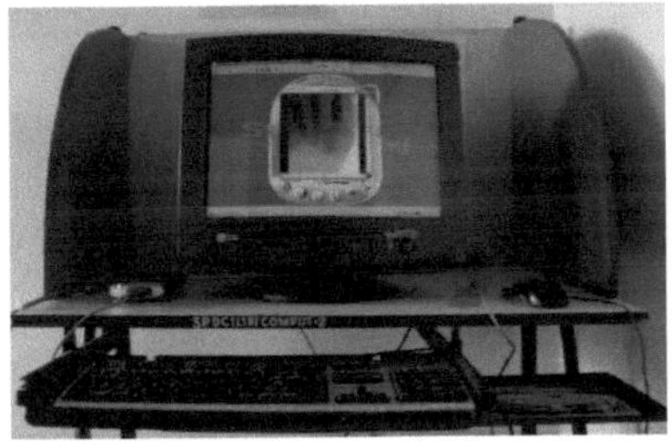

Figura 1: Radiografia digital direta

A **RVG** (Radiovisiografia) em odontologia forense refere-se a uma técnica radiográfica digital utilizada para captar imagens pormenorizadas dos dentes e maxilares de uma pessoa e desempenha um papel fundamental na identificação de restos mortais humanos e na análise de marcas de mordidas. A RVG é uma forma de tecnologia de raios X digital que tem inúmeras aplicações na odontologia forense. Aqui está um olhar mais profundo sobre o seu papel e importância na odontologia forense:

Identificação dentária

- **Identificação exacta de pessoas falecidas**: A RVG permite aos odontologistas forenses obter imagens altamente detalhadas das estruturas dentárias, que podem ser utilizadas para identificar indivíduos, especialmente em casos de desastres em massa, acidentes ou quando o corpo está gravemente decomposto. As radiografias dentárias fornecem informações valiosas quando as caraterísticas faciais são irreconhecíveis ou quando os tecidos moles estão ausentes.

Comparação com registos ante-mortem

As radiografias digitais produzidas pelo RVG são comparadas com os registos dentários ante-mortem (antes da morte), que podem incluir radiografias, fichas dentárias e fotografias. As imagens pormenorizadas do RVG permitem aos odontologistas fazer corresponder caraterísticas únicas dos dentes de uma pessoa, tais como obturações, estrutura radicular, padrões de desgaste dentário e dentes em falta, para confirmar a identificação.

Captura de imagens de alta qualidade

- **Resolução melhorada**: O RVG fornece imagens digitais de alta resolução, que são cruciais para identificar caraterísticas dentárias subtis que podem passar despercebidas pela radiografia tradicional com película. As imagens claras e nítidas podem ser ampliadas para uma análise pormenorizada, facilitando a deteção de caraterísticas dentárias únicas.

• **Manipulação de imagens**: Ao contrário das radiografias tradicionais, as imagens RVG podem ser melhoradas digitalmente. Por exemplo, o brilho e o contraste podem ser ajustados, permitindo que os odontologistas visualizem caraterísticas dentárias ocultas ou subtis. Isto é especialmente útil em casos forenses em que a identificação de pequenos pormenores pode ser crítica.

Processo eficiente e rápido

• **Resultados mais rápidos**: Os sistemas RVG geram imagens quase instantaneamente após a exposição, permitindo avaliações rápidas. Em casos forenses, onde o tempo é muitas vezes essencial, esta velocidade é crucial. Ajuda a acelerar o processo de identificação de restos mortais ou de análise de provas de marcas de dentadas.

• **Sem necessidade de processamento químico**: As películas radiográficas tradicionais requerem revelação química, mas o RVG utiliza sensores digitais que eliminam este passo, tornando o processo mais rápido e mais eficiente, bem como amigo do ambiente.

4. Análise da marca de mordida

- **Análise de marcas de mordedura em vítimas**: O RVG pode ser utilizado para avaliar marcas de dentadas em vítimas, capturando imagens nítidas das marcas na pele. Os odontologistas forenses podem então comparar as marcas de dentadas com impressões dentárias ou raios X dos dentes de um suspeito. A RVG permite uma análise mais pormenorizada das marcas de dentadas, o que pode ser fundamental para ligar um suspeito a um crime.

- **Precisão na correspondência de padrões**: O RVG ajuda a comparar os padrões das marcas de dentadas com o perfil dentário de um suspeito, especialmente nos casos em que a marca de dentada é uma prova significativa em processos criminais (como agressões ou crimes sexuais).

Utilização jurídica e em tribunal

- **Registos digitais para apresentação em tribunal**: As radiografias digitais produzidas pelo RVG podem ser armazenadas, arquivadas e facilmente acedidas aquando da apresentação de provas em tribunal. As imagens de alta qualidade são mais facilmente aceites como prova porque são precisas e podem ser apresentadas em vários formatos. Também reduzem a possibilidade de erros ou discrepâncias que podem surgir com as radiografias em película tradicionais.

- **Documentação legal**: A capacidade do RVG para produzir ficheiros digitais também ajuda no processo de documentação. Estes ficheiros podem ser armazenados de forma segura, evitando a perda de provas vitais e assegurando uma cadeia de custódia para fins forenses.

Baixa exposição à radiação

- **Mais seguro para vítimas e profissionais**: A RVG utiliza doses muito mais baixas de radiação em comparação com a radiografia tradicional. Esta é uma vantagem importante na odontologia forense, uma vez que minimiza o risco de exposição tanto para os indivíduos cujos dentes estão a ser examinados como para os profissionais dentários que realizam a análise.

Integração com outros sistemas digitais

- **Integração com bases de dados**: As imagens RVG podem ser facilmente integradas em bases de dados dentárias e outros sistemas forenses, permitindo um acesso rápido e a comparação com outros registos dentários ou dados de marcas de dentadas. Isto é essencial nos casos em que existem várias vítimas ou quando os odontologistas forenses estão a trabalhar em diferentes jurisdições ou a colaborar com as autoridades policiais.

• **Software de comparação**: Os odontologistas forenses podem utilizar imagens RVG com ferramentas de software que permitem a comparação de padrões dentários, ajudando no processo de identificação ou na ligação de suspeitos a crimes. Estas ferramentas ajudam identificar e a fazer corresponder automaticamente anomalias e caraterísticas dentárias.

Documentação das constatações

• **Arquivamento a longo prazo**: Como o RVG produz imagens digitais, estas podem ser facilmente armazenadas durante longos períodos de tempo sem degradação. Isto é essencial para as investigações forenses, onde o armazenamento a longo prazo e a capacidade de revisitar as provas podem ser necessários para exames posteriores ou processos judiciais.

Ferramenta educativa e de formação

• **Formação de Odontologistas Forenses**: O RVG fornece uma ferramenta de alta qualidade e fácil de utilizar para fins educativos, permitindo que estudantes e profissionais aprendam a identificar as principais caraterísticas dentárias e a analisar radiografias de forma eficiente. Estas ferramentas digitais ajudam a simular casos forenses e a melhorar os resultados da aprendizagem.

Radiografia digital direta (DDR): Após a radiação, o aparelho gera uma imagem diretamente nos pixels do CCD ou COMS do aparelho. A imagem assim obtida radiograficamente é enviada para um computador (Figura 1). Assim, devido à sua capacidade de reduzir o tempo, esta técnica é sugerida para trabalhos clínicos ou forenses. Para além disso, as técnicas DDR diminuem o tempo de exposição e apenas 90% e 50% menos radiação é necessária do que a dos filmes D e E padrão respetivamente.

Tomografia computorizada (TC) / Imagiologia 3D e tomografia computorizada: Com os avanços na imagiologia 3D e na tomografia computorizada, os odontologistas forenses podem criar modelos tridimensionais altamente detalhados das estruturas dentárias. Estes modelos podem ser comparados com bases de dados ou utilizados em reconstruções virtuais de marcas de dentadas ou avaliações de lesões. É uma modalidade de radiologia que revela a associação tridimensional (3D) entre os tecidos de suporte e os dentes numa série de imagens 2D desprovidas de qualquer distorção geométrica da imagem (Figura 2). A TC é um recurso de imagem 3D utilizado para produzir imagens 2D que imitam as convencionais. Além disso, as imagens também podem ser geradas usando projeção aleatória, há uma redução na sobreposição de outras estruturas e desfocagem. As imagens reconstruídas a partir de TC post-mortem podem ser comparadas com imagens ante-mortem

Tomografia computorizada de feixe cónico (CBCT): Trata-se de um modo de imagiologia 3D para obter dados anatómicos maxilo-mandibular-faciais completos. (Figura 3). Pode ser utilizado software para analisar a imagem obtida. Reconstrução craniofacial em medicina dentária forense, pode conseguir-se um reconhecimento seguro enquanto os esqueletos do crânio e da face são utilizados como base para reconstruir os tecidos moles da face. As caraterísticas do rosto de uma pessoa não identificada são combinadas com ossos da cabeça desconhecidos, com base numa combinação de estratégias adquiridas empiricamente sobre a associação entre o esqueleto subjacente e os tecidos moles. Vandermeulen D et al (2006) trabalharam na utilidade da reconstrução craniofacial através de imagens de Tomografia Computorizada de secção transversal tridimensional completa para instituir uma base de dados de orientação de distâncias densamente testadas das superfícies externas da cabeça e do crânio para reconstrução craniana e facial automática. A utilização da TCFC em Medicina Legal pode substituir os problemas de acesso à cavidade oral, como as queimaduras de 4° grau.

A CBCT é uma técnica de imagiologia médica que se tem tornado cada vez mais importante na odontologia forense, o ramo da medicina dentária que se ocupa da identificação de restos mortais humanos e da análise de provas dentárias. A CBCT fornece imagens tridimensionais (3D) de alta resolução dos dentes, maxilares e estruturas circundantes, oferecendo um nível de pormenor que a radiografia 2D tradicional (como os raios X) não consegue igualar. Aqui está uma visão geral de como a CBCT é aplicada na odontologia forense:

Identificação dentária

- **Visualização melhorada das estruturas dentárias**: A CBCT fornece imagens detalhadas e em 3D das estruturas dentárias e maxilofaciais, permitindo que os odontologistas forenses analisem os dentes, as estruturas ósseas e os tecidos circundantes de forma mais eficaz do que com as radiografias tradicionais. Este elevado nível de pormenor é inestimável em casos em que o corpo está desfigurado, decomposto ou irreconhecível.

- **Comparação de registos ante-mortem e post-mortem**: As tomografias CBCT podem ser comparadas com registos dentários ante-mortem (antes da morte), tais como radiografias dentárias ou tomografias computorizadas. As imagens 3D detalhadas permitem uma correspondência precisa das caraterísticas dentárias, tais como a forma e o tamanho dos dentes, estruturas radiculares, obturações e quaisquer outras caraterísticas dentárias únicas. Esta comparação é particularmente importante na identificação de indivíduos falecidos cujas caraterísticas faciais podem já não ser discerníveis.

Análise anatómica pormenorizada

- **Estrutura óssea e anatomia da raiz**: A CBCT fornece uma visão detalhada da estrutura óssea, incluindo a maxila (maxilar superior) e mandíbula (maxilar inferior), e a anatomia interna dos dentes (por exemplo, raízes, câmaras pulpares e o osso alveolar circundante).

Estas estruturas são frequentemente únicas para os indivíduos e podem ajudar os odontologistas forenses a confirmar a identidade, especialmente nos casos em que as caraterísticas faciais são irreconhecíveis.

- **Deteção de anomalias dentárias**: Os exames de CBCT podem detetar anomalias ou doenças dentárias (como dentes impactados, quistos ou tumores) que podem não ser visíveis em radiografias 2D normais. Estas condições podem ser importantes para distinguir indivíduos com base no seu historial dentário ou caraterísticas de identificação.

Análise da marca de mordida

- **Exame detalhado de marcas de mordidelas**: A CBCT também é útil na análise de marcas de mordidas, uma forma de prova forense frequentemente encontrada em casos criminais, como agressões ou homicídios. A CBCT fornece uma imagem 3D detalhada da marca de mordida e do tecido circundante, o que permite aos odontologistas forenses avaliar o tamanho, a forma e a profundidade da marca, ajudando a associar o perfil dentário de um suspeito ao local do crime.
- **Reconstrução de marcas de mordida**: Os dados 3D obtidos a partir

de exames CBCT podem ser utilizados para reconstruir marcas de mordida com elevada precisão, mesmo que a marca esteja incompleta ou distorcida. Isto aumenta as hipóteses de fazer corresponder a marca de mordida à impressão dentária ou à radiografia de um suspeito.

Avaliação de traumas e lesões

- **Deteção de fracturas e traumatismos**: A CBCT é útil para detetar fracturas ou outras lesões nos dentes, maxilares ou crânio, que são normalmente encontradas em casos de trauma (por exemplo, acidentes de viação, agressões). As imagens 3D de alta resolução ajudam a identificar a localização exacta, o tamanho e a extensão das lesões, o que pode ser importante para fins legais e forenses.
- **Avaliação de alterações post-mortem**: Em casos forenses, a TCFC pode ser usada para estudar alterações post-mortem nos ossos e dentes. A capacidade de visualizar e analisar a estrutura 3D dos restos mortais ajuda os odontologistas forenses a compreender como a decomposição, os factores ambientais ou o trauma afectaram os restos mortais, o que pode ser importante para determinar a causa da morte ou identificar indivíduos.

Estimativa de idade

- **Estadiamento do desenvolvimento dos dentes**: A CBCT pode ser utilizada para avaliar o desenvolvimento e a erupção dos dentes, o que é importante para a estimativa da idade, especialmente em casos que envolvam jovens ou restos mortais não identificados. As fases de desenvolvimento dos dentes e os padrões de desgaste dos dentes permanentes são indicadores da idade de uma pessoa aquando da sua morte. A CBCT permite uma análise detalhada destas estruturas, fornecendo estimativas de idade mais exactas do que os métodos tradicionais.
- **Avaliação da maturidade do esqueleto**: A CBCT também ajuda a avaliar a maturidade do esqueleto, o que pode ajudar a determinar a idade de indivíduos que não são identificáveis com base apenas nos dentes.

Investigações forenses e identificação de vítimas de catástrofes

- **Identificação de vítimas de catástrofes (DVI)**: Em eventos com vítimas em massa, como acidentes de avião, desastres naturais ou ataques terroristas, a CBCT pode ajudar a identificar as vítimas, fornecendo imagens 3D de alta qualidade de restos dentários. Estas imagens podem ser comparadas com registos dentários de pessoas desaparecidas, ajudando a confirmar identidades de forma mais eficaz do que os métodos tradicionais.

• **Identificação de restos mortais queimados ou fragmentados**: Nos casos em que os corpos estão gravemente queimados ou fragmentados, a CBCT pode fornecer imagens detalhadas das estruturas dentárias e ósseas sobreviventes, ajudando na identificação mesmo quando outras caraterísticas do corpo não são reconhecíveis.

Não invasivo e com baixa radiação

• **Redução da exposição à radiação**: A CBCT utiliza doses significativamente mais baixas de radiação em comparação com os exames de TC convencionais, o que a torna mais segura tanto para o odontologista forense como para o indivíduo que está a ser examinado. Isto é particularmente importante quando se examinam várias vítimas em casos forenses ou quando se monitorizam casos em curso.

• **Natureza não invasiva**: A natureza não invasiva da CBCT é benéfica em contextos forenses, onde é crucial evitar danificar os restos mortais e, ao mesmo tempo, obter imagens detalhadas para análise.

Aplicação jurídica e na sala de audiências

- **Apresentação de provas em tribunal**: As imagens de CBCT são de alta resolução e tridimensionais, o que as torna altamente eficazes para a apresentação de provas em tribunal. A capacidade de mostrar aos jurados imagens claras e pormenorizadas de estruturas dentárias e marcas de dentadas pode melhorar a clareza e a persuasão do testemunho forense.
- **Documentação e arquivo**: As imagens de CBCT são digitais, permitindo um fácil armazenamento, recuperação e partilha com outros peritos forenses ou equipas jurídicas. Este formato digital assegura que as provas podem ser preservadas para referência futura e utilizadas em processos judiciais.

Colaboração com outras disciplinas forenses

- **Integração com outras imagens forenses**: Os dados da TCFC podem ser integrados com outras modalidades de imagem (como radiografias 2D, RMs ou até mesmo análises de DNA) para proporcionar uma compreensão mais abrangente do caso. Por , a combinação da CBCT com provas de ADN pode reforçar ainda mais o processo de identificação em investigações forenses.

• **Abordagem multidisciplinar**: A CBCT permite a colaboração com outros profissionais forenses, incluindo patologistas, antropólogos e radiologistas, proporcionando uma abordagem mais holística às investigações de casos.

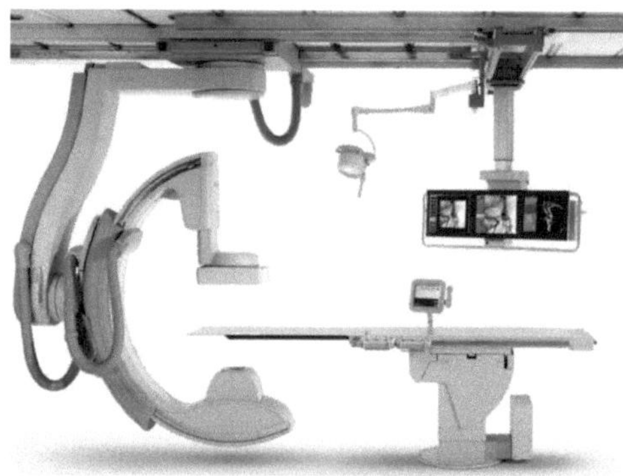

Figura 2: Unidade de tomografia computorizada

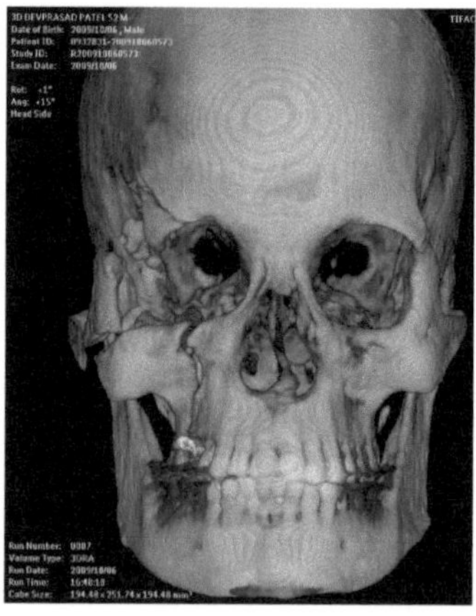

Figura 3: Imagem Maxilomandibular-facial 3-D utilizando CBCT

A idade dentária foi estimada por Vandevoort F et al (2004) com base nos dentes removidos e concentrada nas imagens dos dentes obtidas por tomografia computorizada de microfoco. A partir destas imagens computorizadas tridimensionais do dente, juntamente com a polpa, foram segmentadas utilizando software personalizado. O volume de polpa:dcntc foi finalmcntc rclacionado com a idadc. Atualmcntc, são obtidas imagens computorizadas tridimensionais comparáveis do dente de pessoas vivas através da utilização de CBCT. A idade dentária foi estimada por Yang F et al (2006) através de um software de medição de voxel para calcular o volume polpa:dente com base nas imagens dentárias obtidas por CBCT.

v. **Identificação post-mortem assistida por computador:**

A identificação é o resultado de procedimentos de crença humanoide e não apenas dos eventos mecânicos de apoio que produzem as coisas que estão a ser avaliadas. Para chegar a inferências comparativas com base nas verificações, os participantes de equipas dentárias separadas têm de avaliar as correspondências geradas por computador para a identificação final. Os registos dentários são importantes para um trabalho de identificação frutuoso em circunstâncias de morte em massa, uma vez que os dentes, sendo um tecido duro, resistem aos traumatismos; além disso, os registos antemortem permanecem intactos para comparação. Os dados dentários globais de um falecido e os adquiridos junto de cirurgiões orais, endodontistas, ortodontistas e consultórios dentários suplementares podem ser enviados para exame jurídico. Os dados post-mortem podem ser desenvolvidos a partir dos resíduos recuperados. Utilizando os diagramas post-mortem combinados, as informações dentárias são introduzidas no programa. A tecnologia de software utilizada nos computadores tem ajudado os grupos de identificação dentária do IFM a preencher, armazenar, catalogar e corresponder aos dados ante e post mortem. A ajuda dos computadores tem sido preciosa nas calamidades de centenas de vítimas. Os programas informáticos em situações de IFM reduzem o tempo e a energia.

Os programas mais utilizados são os seguintes:

• O programa FBI-NCIC: segue o sistema dentário da Califórnia, inventado pelo "Dr. Norman Sperger e pelo Dr. Robert Siegel".

• CAPMI -4: produzido pelo "Dr. Lewis Lorton do US Army Institute of Dental Research" e mantido pelo "Armed Forces Institute of Pathology".

• Software de correspondência dentária WinID3: criado pelo "Dr. James McGivney (St. Louis Mo.) " Cada um dos sistemas informáticos acima referidos é de fácil utilização, funciona com hardware facilmente disponível e acessível, é automático e especializado em trabalho em rede, baseando-se na introdução objetiva de informações.

CAPMI:

O Dr. Lewis Lorton, do Instituto de Investigação Dentária do Exército, nos EUA, criou este sistema. O sistema CAPMI faz corresponder os registos dentários de vítimas de calamidades em massa e facilita a identificação das vítimas. Este programa visa fornecer um programa operacional correspondente relacionado com o controlo dos custos e do tempo de especificidade. O estabelecimento do CAPMI funciona em 3 áreas: a recolha de dados, o método de relação e de seleção, e a certificação. A recolha dos dados é efectuada de forma mais simples, permitindo a integração das informações ante e post mortem em formulários de trabalho semelhantes. As caraterísticas dentárias selecionadas são baseadas na eficácia do reconhecimento para sistematizar a recolha. O procedimento de comparação e de seleção é personalizado para que nenhuma informação seja omitida. A certificação da identificação é acelerada pela lista mais adequada da seleção. Este programa não oferece uma identificação, mas dá ênfase aos esforços de confirmação. A comparação de tecidos duros dentários oferece a melhor forma de reconhecimento forense de restos mortais, uma vez que os dentes são extremamente resistentes a danos e à decomposição. Os dentes não apresentam nenhuma aparência que permita a correspondência. O CAPMI restringe as caraterísticas iniciais à evidência em superfícies restauradas e à presença ou perda de dentes. Esta restrição de informação exclui uma possível subjetividade e restringe a classificação às caraterísticas do dente. O algoritmo verifica cada um dos registos dente dente e compara-os como Correspondência, Incompatibilidade ou Possível. A correspondência potencial permite o acompanhamento do tratamento odontogénico entre as provas ante e post mortem. As informações na base de dados são ordenadas de acordo com o número de correspondências ou incompatibilidades. A partir da ordem produzida, o procedimento de verificação é direcionado. As principais vantagens do CAPMI para o sistema NCIC são a simplificação da gestão da informação. Tal como descrito por Friedman et al, as caraterísticas da restauração dentária têm especificidade suficiente para organizar os registos de forma eficaz. A facilidade de compreensão do programa, a assistência em linha e as caraterísticas corporais, e a possibilidade de obter o programa sem custos são as vantagens adicionais. Como o CAPMI foi utilizado, as organizações e os consumidores reconheceram áreas precisas para melhoria ou atualização. A inacessibilidade dos códigos fonte para moderação e o desejo de utilizar o programa num layout Windows levou à progressão do WinID.

Programa de software WinID para computador:

A utilização de software informático, como um programa como o WinID em condições de calamidade maciça, introduz provas dentárias completas ante e post mortem no programa de comparação correspondente. Além disso, a comparação de informações é fácil de manusear, para criar material analítico ante-mortem e post-mortem semelhante e fácil de apresentar em tribunal. O WinID é uma organização baseada em janelas. O ambiente Windows permite uma maior facilidade de utilização, torna disponível uma vasta gama de controladores de instrumentos e apresenta gráficos facilmente. Foi identificado um requisito para uma forma revista de CAPMI e o programa WinID foi produzido para responder a este requisito. O

WinID utiliza códigos como o primário e o secundário do CAPMI, a utilização de informações discretas ante e postmortem e formas de comparação semelhantes. A informação CAPMI pode ser transformada em WinID. Para armazenar os dados, o WinID utiliza uma base de dados, composta por várias tabelas que contêm vários registos. Uma tabela antemortem contém registos que são normalmente obtidos a partir de painéis de passageiros ou de qualquer outra folha abrangente. A tabela postmortem contém os registos dos restos mortais recuperados, geralmente reconhecidos pelo seu número de acesso. Cada dado num formato é constituído por campos de dados de número específico como nome, raça, sexo e número de dente. Cada campo de dados pode conter uma quantidade pré-definida de informação. Esta é a extensão da arena e o número de caracteres alfanuméricos permitidos para cada arena. O objetivo é associar as áreas de dados nomeadas de uma tabela para outra. Os campos dos Dados estão agrupados nos separadores Nome, Descrições, Dental e Definido do utilizador. O separador Nome inclui informações sobre o caso e o nome. O separador Descriptors contém informações sobre o sexo, o peso, a altura, a raça e a cor dos olhos e do cabelo. A folha com o separador Dental contém registos e gráficos dentários. O separador User defined é um conjunto de áreas de formato livre que pode ser alterado de tarefa para tarefa, para anotação de dados relevantes. O WinID foi descrito para ajudar em dois objectivos: (1) criação e manutenção de bases de dados de pessoas desaparecidas e (2) reconhecimento de humanóides de tragédias em massa. As caraterísticas adicionais presentes no WinID incluem uma interface gráfica que permite anexar radiografias aos registos. Isto pode permitir a comparação direta de radiografias a partir do computador. O WinID permite aos utilizadores melhorar e moderar os registos sem dificuldade. As informações introduzidas podem ser apresentadas registo a registo ou em grelhas de "dados tipo folha de cálculo". O WinID permite a transferência eletrónica de dados, o que é muito útil para promover a colaboração entre agências.

Códigos de dentes WinID

O WinID utiliza códigos de dentes criados para o CAPMI. Os "códigos primários" são principalmente a presença ou ausência de dentes e superfícies dentárias restauradas. Estes códigos constituem a base do algoritmo de comparação. Cada necessidade de arena dentária tem no mínimo um "código primário". Os "códigos secundários" são modificadores, permitindo a introdução de informações adicionais sobre o dente.

vi. Análise informatizada de dados como comparação, correspondência, incompatibilidade e possível:

Comparação: A comparação das provas dentárias é exclusiva das técnicas utilizadas para reconhecer um defunto. As comparações consistem essencialmente na comparação dos restos odontogénicos obtidos com as bases de dados antemortem. Esta comparação é efectuada para todos os trinta e dois campos dentários do registo importante com todos os trinta e dois campos dentários do registo "tabela de destino". O WinID efectua uma avaliação das melhores correspondências de quatro formas: (1) posição por ordem de correspondências máximas, (2) posição por ordem de correspondências mínimas, (3) posição utilizando apenas restaurações dentárias e (4) posição em descritores físicos. A posição por ordem do máximo de correspondências resulta bem para o máximo de comparações, uma vez que o máximo inclui registos post-mortem quase completos ou com dentes restaurados. A classificação com o mínimo de discrepâncias resulta bem para restos com pouca ou nenhuma restauração ou poucas recuperações. A tabela só de restaurações posiciona apenas restaurações idênticas e é favorável a restos dentários menores e fragmentados. O registo não dentário é correspondido e posicionado e é valioso quando não há informações dentárias.

Correspondência, Incompatibilidade, Possível: Depois de recolhidas todas as informações dentárias dos registos ante e post-mortem, estas são comparadas para detetar semelhanças e discrepâncias. Existem trinta e dois dentes na dentição; cada um dos trinta e dois dentes do registo principal tem de ser comparado com o dente correspondente no registo individual na tabela de destino. Há 3 resultados prováveis para uma correspondência. Para uma correspondência, os "códigos primários" do dente principal e do dente alvo coincidem exatamente e é obtido um sucesso. A MOL coincide exatamente com a MOL para uma correspondência bem sucedida. Poucas combinações não são possíveis e resultam em correspondências incorrectas. Numa informação antemortem que represente que os dentes foram removidos, o código X produzirá um erro quando combinado com um código V de dentes virgens postmortem. Um registo ante-mortem com um MO resulta numa correspondência provável com dente post-mortem com um MO resulta numa correspondência provável com um dente post-mortem com um

MOD, uma vez que o dente pode ter sido restaurado. Um MO ante-mortem produz uma probabilidade ao ser comparado com um X. Um C post-mortem produz uma probabilidade ao ser comparado com um MOD ante-mortem. Em suma, o programa seleciona até concordar com o tratamento sucessivo possível, desde o ante-mortem até ao post-mortem, no entanto, um dado ante-mortem com trabalho dentário adicional é um erro, uma vez que a superfície restaurada não pode cicatrizar e os dentes ou esmalte em falta não podem ser reconstruídos.

Aplicação de tabelas de comparação para identificação:

Apesar dos problemas encontrados quando as provas dentárias são comparadas, as inferências finais devem basear-se num exame objetivo dos dados apresentados. Para chegar à "janela de comparação", são aprovados dados de qualquer posição numa das tabelas. Aparece uma nova janela. A "janela de comparação" apresenta os dados-chave em comparação com registo alvo cuidadosamente escolhido. As barras de deslocação permitem ao operador subir ou descer na lista de dados visados para mostrar diversas comparações. A "janela de comparação" está organizada de modo a permitir ao operador escolher resultados comparáveis registo a registo em comparações de caraterísticas não dentárias, caraterísticas dentárias ou comparações gráficas. É a partir das "janelas de comparação" que o dentista forense 1st detecta o que provavelmente será um reconhecimento positivo. Armado com o registo visado que melhor corresponde aos dados-chave, as radiografias de ambos os registos são retiradas e apresentadas numa caixa de visualização. Um reconhecimento positivo é confirmado sempre que a equipa de medicina legal concordar com a concordância adequada entre os dados ante e post-mortem e as radiografias. O computador não efectua o reconhecimento positivo ; o perito médico-legal efectua o reconhecimento positivo quando os pares de dados e radiografias coincidem com êxito.

Análise da marca de mordida

- Software de comparação de marcas de dentadas: Nos casos em que é encontrada uma marca de dentada numa vítima, os odontologistas forenses utilizam software informático para comparar a marca com impressões dentárias ou fotografias dos dentes de um suspeito. Este software pode fazer corresponder caraterísticas dentárias únicas (por exemplo, posição do dente, alinhamento) ao perfil dentário de um suspeito, o que pode ajudar a identificar o autor do crime.

- Base de dados forense de marcas de mordedura: As bases de dados que armazenam informações sobre marcas de dentadas e perfis dentários são também cruciais. Ajudam os peritos forenses a procurar correspondências nos padrões de marcas de dentadas tanto de suspeitos como de vítimas desconhecidas. Estes dados podem ser utilizados para estabelecer correlações entre suspeitos e locais de crime.

3. Sistemas de identificação dentária.

- Bases de dados dentárias: Os computadores ajudam a manter registos dentários extensos, incluindo bases de dados de registos dentários de indivíduos conhecidos. Estas bases de dados podem ser utilizadas para identificar pessoas falecidas, fazendo corresponder registos dentários post-mortem aos de pessoas desaparecidas ou de corpos não identificados.

  - Base de dados de odontologia forense: O National Crime Information Center (NCIC) do FBI e outros sistemas semelhantes possuem registos digitais de informações dentárias, permitindo que as autoridades policiais e os odontologistas forenses cruzem os perfis dentários no processo de identificação.

- Software de comparação: Um software especial permite

odontologistas forenses comparar registos dentários antemortem (antes da morte) e postmortem (após a morte). O software ajuda a comparar caraterísticas dentárias, tais como obturações, padrões de desgaste dos dentes e formas das raízes, para confirmar a identidade dos indivíduos.

4. Gestão de dados e gestão de casos.

- Software de gestão de casos: Os computadores simplificam a gestão de casos em odontologia forense, permitindo aos profissionais acompanhar as investigações, manter registos detalhados e gerar relatórios. Os pacotes de software especializados em odontologia forense ajudam a garantir que nenhum pormenor crítico seja esquecido em casos de grande importância.

- Armazenamento de provas: Com a ajuda de computadores, os odontologistas forenses podem armazenar e organizar digitalmente grandes quantidades de provas, desde imagens a impressões dentárias e relatórios. Isto assegura uma melhor acessibilidade e a preservação dos dados a longo prazo.

Educação e formação

- Software de simulação: Os computadores e as plataformas de realidade virtual (RV) são utilizados para a formação de odontologistas forenses. Estes sistemas podem simular cenas de crime e provas de marcas de dentadas para fins de aprendizagem e prática, ajudando os profissionais a compreender casos complexos e a prepararem-se para cenários do mundo real.

- Bases de dados online para investigação: Os odontologistas forenses podem aceder a revistas, bases de dados e recursos em linha relacionados com práticas odontológicas forenses, mantendo-se actualizados sobre as mais recentes técnicas e descobertas neste domínio.

6. Inteligência artificial (IA) e aprendizagem automática

- Análise de imagens com recurso a IA: Os algoritmos de IA e de aprendizagem automática estão a ser cada vez mais aplicados à análise de imagens dentárias. Estas tecnologias podem ajudar a automatizar o processo de identificação de caraterísticas dentárias em radiografias digitais ou outras técnicas de imagiologia, tornando o processo de identificação mais rápido e mais exato.
- Reconhecimento de padrões: A IA também pode ser utilizada para analisar padrões em registos dentários ou marcas de mordida, aprendendo com casos anteriores para identificar potenciais correspondências com maior precisão.

Análise de ADN e integração de software

• Integração com bases de dados de ADN: Por vezes, os odontologistas forenses combinam provas dentárias com análises de ADN para melhorar a exatidão da identificação. Os computadores permitem a integração de perfis dentários com informações genéticas de bases de dados como o CODIS (Combined DNA Index System), permitindo uma referência cruzada mais rápida e a identificação de restos mortais desconhecidos.

CONCLUSÃO

• O computador tem muitas aplicações em odontologia forense. O avanço da tecnologia de software informático proporcionou vários programas de software. Para o operador, o programa tem de ser simples de compreender e de aplicar às informações dentárias. Para a base de dados, as informações devem ser mantidas de forma fácil de utilizar, com os dados selecionados em função da eficácia e seletividade da identificação. Para a escolha do algoritmo, o programa deve permitir efetuar as alterações do estado dentário constantes do crescimento e do desenvolvimento ou do tratamento posterior e ser suficientemente fácil para obter o resultado em tempo útil.

• A utilização do computador na odontologia forense pode servir vários objectivos, poupar muito tempo e pode ser útil como instrumento multidisciplinar. O reconhecimento humano em calamidades de massa e as investigações de pessoas desaparecidas vão beneficiar dos desenvolvimentos tecnológicos.

• Os computadores revolucionaram a odontologia forense, tornando o processo de identificação mais rápido, mais preciso e mais fiável. Desde a análise de imagens até à gestão de bases de dados e aplicações de IA, a tecnologia melhorou consideravelmente a capacidade deste campo para ajudar nas investigações criminais e identificar restos mortais humanos.

- Na medicina dentária forense, **o RVG** oferece vantagens significativas, incluindo imagens de maior resolução, menor exposição à radiação, captura de imagens mais rápida e integração mais fácil com outros sistemas digitais. Estas vantagens aumentam a capacidade dos odontologistas forenses para identificar indivíduos através dos seus registos dentários, analisar marcas de dentadas e contribuir com provas cruciais para investigações criminais. Como resultado, a RVG tornou-se uma ferramenta indispensável na odontologia forense e desempenha um papel fundamental na ciência forense moderna.
- **A CBCT** é uma ferramenta poderosa na odontologia forense, oferecendo imagens detalhadas, não invasivas e de baixa radiação das estruturas dentárias e esqueléticas. Aumenta a capacidade dos odontologistas forenses para identificar restos mortais humanos, analisar marcas de dentadas, avaliar traumas, estimar a idade e muito mais. Ao fornecer imagens 3D de alta resolução, a CBCT melhorou significativamente a precisão e a eficiência das investigações forenses, tornando-a uma ferramenta indispensável na odontologia forense moderna.

LEITURAS RECOMENDADAS

1. Kogon SL, Peterson KB, Locke JW, Peterson NO, Ball RG: Uma ajuda computorizada para a identificação dentária em catástrofes em massa. Forens Sci Int 1974; 3:151-162.

2. Lorton L, Langley WH: Conceitos de tomada de decisão na identificação post-mortem. J Forens Sci 1986; 31:190.

3. Southard TE, Pierce LJ: A Aplicação da transmissão de imagens digitalizadas à medicina dentária forense. Milt Med 1986; 151:413-415.

4. McGivney J e Fixott RH. Identificação dentária assistida por computador. As clínicas dentárias da América do Norte. Forensic odontology, 2001; 45 (2): 309-325.

5. Herschaft E. Forensic odontology. Em Neville BW, Damm DD, Allen CM, Bouquot JE Oral and Maxillofacial Pathology, 3rd edi W B Saunders Company Philadelphia, London, New York St Lous Sydney Toronto 2009: 887-916.

6. Lorton L, Rethman M, Friedman R: The Computer Assisted Postmortem Identification system. J Forens Sci 1988; 33:977-984.

7. Yang F, Jacobs R, Willems G. Estimativa da idade dentária através da correspondência de volume de dentes fotografados por TC de feixe cónico. Forensic Science International158S (2006) S-78-S83.

8. Vandevoort FM, Bergmans L, Cleynebreugel JV, Bielen DJ,

Lambrechts P, Wevers M, Peirs A, Willems G. Cálculo da idade utilizando a tomografia computorizada de dentes com microfoco de raios X: Um estudo piloto. J Forens Sci.2004; 49:4:1-4.

9. Vandermeulen D, Claes P, Loeckx D, Greef SD, Willems G, Suetens P. Computerized craniofacial reconstruction using CT-derived implicit surface representations. Forensic Science International159S (2006) S- 164-S174.

10. McGivney J (2006). Sistema de identificação dentária WinID3. www.winid.com

11. Somaraj V, Ravishankar P, Agnes A, Vaithiswari A, Thomas BM, Bell MGB. Odontologia forense - uma ciência dentro de uma ciência. J Clin Res Dent 2018;1(1):1-4.

12. Nagi R, Aravinda K, Rakesh N, Jain S, Kaur N, Mann AK. Digitalização em odontologia forense: Uma mudança de paradigma nas investigações forenses. J Forensic Dent Sci. 2019 Jan-Abr;11(1):5-10. doi: 10.4103/jfo.jfds_55_19. PMID: 31680749; PMCID: PMC6822309.

13. Pendharkar SS. Odontologia forense: Uma nova dimensão na medicina dentária. Revista Dentária Internacional de Investigação para Estudantes 2024; 12(1):3-6.

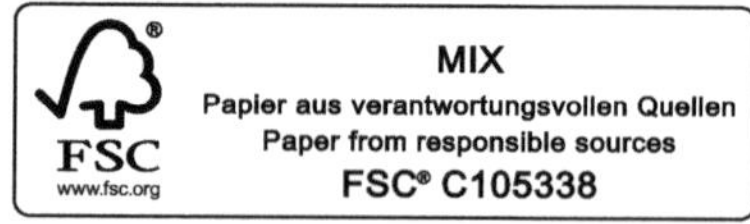

Printed by Books on Demand GmbH, Norderstedt / Germany